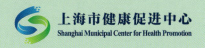

科学健身

绘画本

主 编 丁 园

编 委（按姓氏笔画排序）

丁 园 马 龙 卞宏毅 乔芬芬 刘启胜

刘惠琳 李舒曼 陆大江 陈 娜 金 伟

周静锋 袁 程 魏晓敏

绘 画 蔡康非

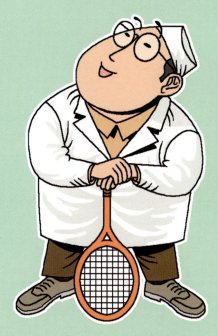

復旦大學 出版社

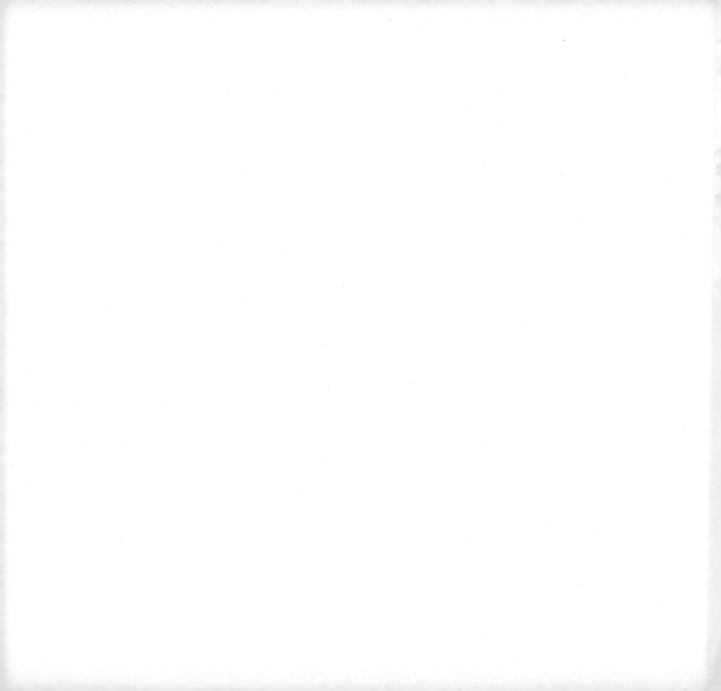

前言

　　日常生活中，不少人常感觉自己体力下降、精神疲惫。这很可能与身体活动不足、缺乏锻炼有关。世界卫生组织指出，缺乏身体活动是全球十大死亡风险因素之一，全球 1/4 的成年人身体活动不足，超过 80% 的青少年缺乏身体活动。

　　研究显示，缺乏身体活动、锻炼不足可能带来肩颈酸痛、心脏功能减退、消化系统疾病等，更可能增加癌症、糖尿病等患病风险。因此，在日常生活中需要进行科学的身体活动。

　　科学健身是在了解并遵循人体自身活动及变化规律的基础上，采用科学方法和手段，进行的安全、有效的健身活动。如果为自己选择了恰当的健身方式和强度，可以迅速地提升体力，保持良好的精神面貌。科学健身的功能主要包括 3 个方面：健身功能，即改善人体各个器官和系统的功能，促使人体保持良好的运行状态等；健心功能，即改善不良情绪和心理感受，塑造和完善人的个性等；社会功能，即娱乐和教育，展现精神风貌，促进社会和谐、文明与进步等。

　　上海市健康促进中心是从事健康促进与健康教育的专业机构，职能之一就是传播科学规范的健康科普知识，从而促进市民日常健康行为的养成和健康素养的不断提高。本中心组织编绘的《糖尿病防治绘画本》《高血压防治绘画本》《脑卒中防治绘画本》和《肿瘤防治绘画本》自出版后，受到了广大市民百姓的喜爱，本书为绘画本系列的第五本。

上海市健康促进中心

2021 年 4 月

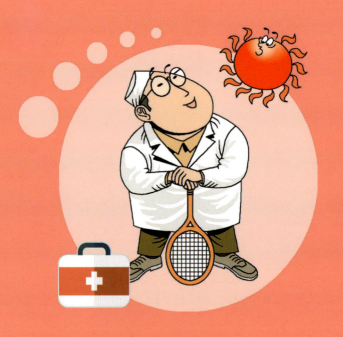

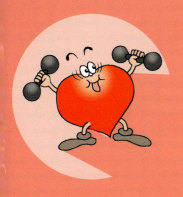

目 录

引子 /1

科学健身的益处 /4

科学健身的原则和强度 /6

科学健身的方式和效果 /8

科学健身实用小项目 /15

儿童青少年健身方法 /35

慢性病患者健身方法 /38

健身误区 /43

防止运动损伤 /45

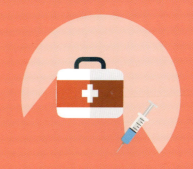

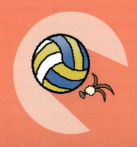

引　子

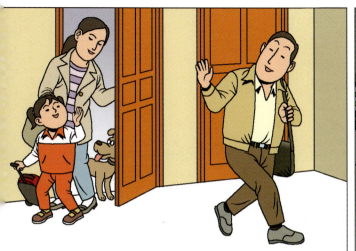

1. 张先生40岁，是一家公司的职员。

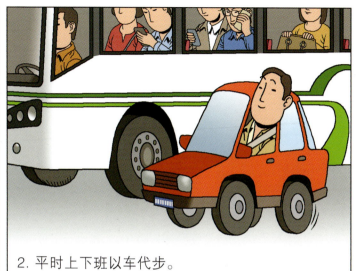

2. 平时上下班以车代步。

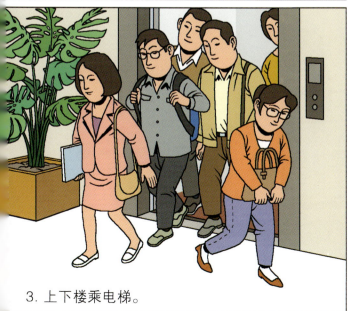

3. 上下楼乘电梯。

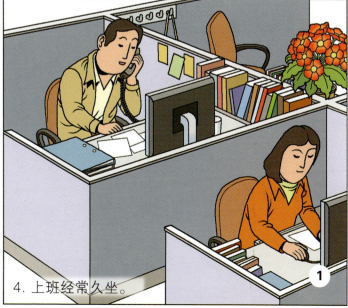

4. 上班经常久坐。

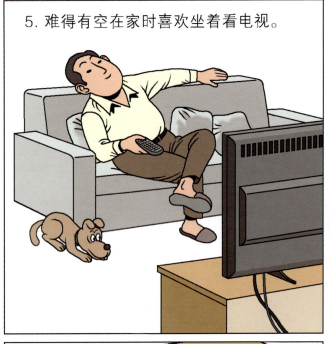

5. 难得有空在家时喜欢坐着看电视。

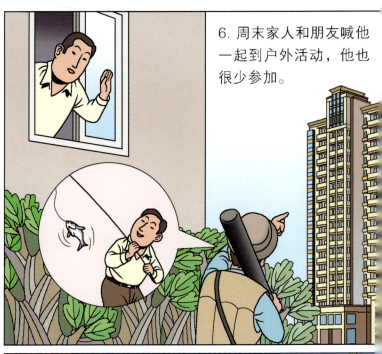

6. 周末家人和朋友喊他一起到户外活动,他也很少参加。

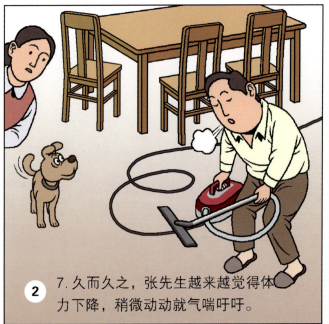

7. 久而久之,张先生越来越觉得体力下降,稍微动动就气喘吁吁。

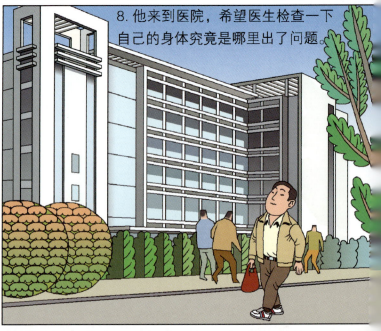

8. 他来到医院,希望医生检查一下自己的身体究竟是哪里出了问题。

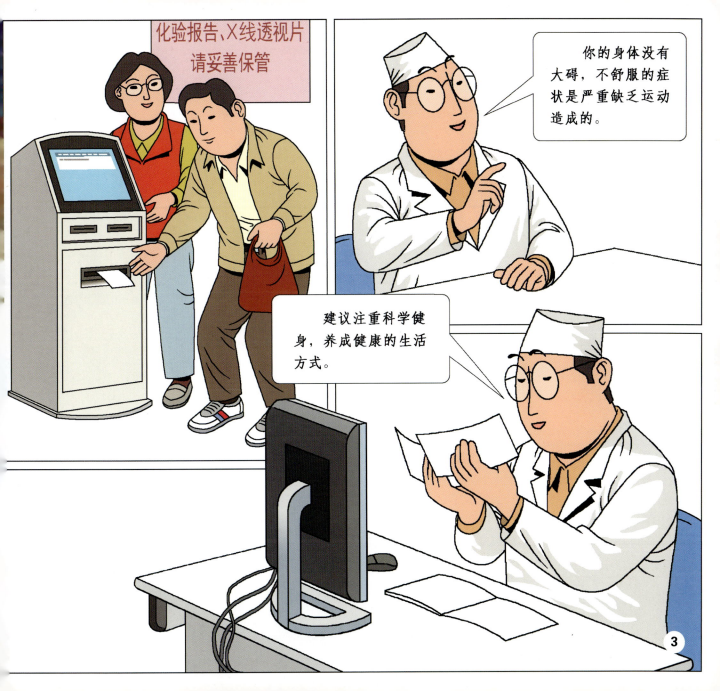

科学健身的益处

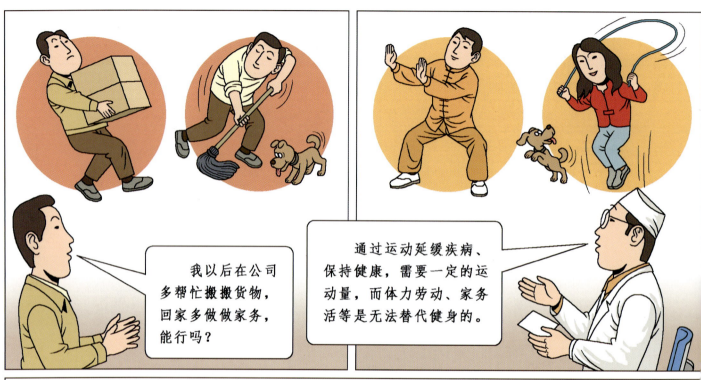

我以后在公司多帮忙搬搬货物，回家多做做家务，能行吗？

通过运动延缓疾病、保持健康，需要一定的运动量，而体力劳动、家务活等是无法替代健身的。

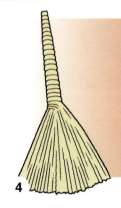

体力劳动
身体活动动作单一，肌肉负荷不均，易发生局部性疲劳。

VS

科学健身
全身肌肉得到活动，帮助疲劳恢复。

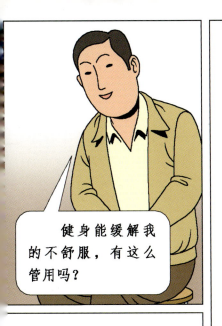

健身能缓解我的不舒服，有这么管用吗？

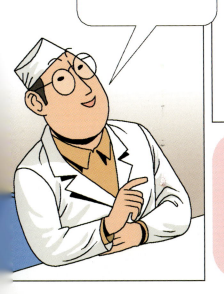

科学健身，益处多多！

运动对身体各器官的作用

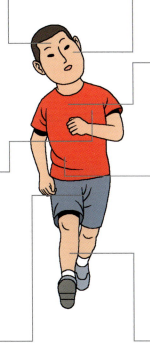

大脑
减少慢性病的药物依赖，减少运动伤害的发生。

心脏
减少高血压、动脉栓塞的发生。

生殖系统
防治男性不育、女性月经不调。

面部
减少痤疮的发生。

胸部
防止女性乳腺增生、乳腺癌等。

肝脏和前列腺
减少肝癌和前列腺癌的发生。

手、腿部
增肌，帮助缓解疲劳。

科学健身的益处

- 增强体质，提高健康水平。
- 防治疾病，提高生活质量。

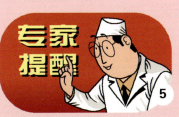

专家提醒

科学健身的原则和强度

成人运动要保证一定强度、频率和持续时间

每周累计进行至少150分钟中等强度的有氧运动,或者累计至少75分钟较大强度的有氧运动;推荐每周运动不少于3次。

同等量的中等和较大强度有氧运动相结合的运动也能满足日常身体活动量。每次有氧运动时间应当不少于10分钟,每周至少有2天进行由所有主要肌群参与的抗阻力量练习。

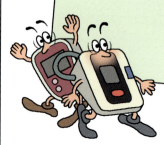
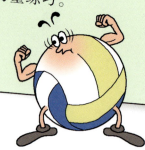

科学健身原则
- 安全性原则——避免发生运动伤害事故。
- 全面发展原则——使身体各部位都参与运动。
- 循序渐进原则——科学地、逐步地增加体育健身活动时间和运动强度。

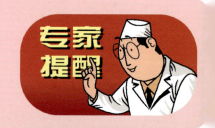
专家提醒

体育健身活动强度划分及监测指标

小强度：心率<100次/分，
　　　　呼吸平稳，感觉轻松。
中等强度：心率100~140次/分，
　　　　　呼吸较急促，感觉稍累。
大强度：心率>140次/分，
　　　　呼吸急促，感觉累。

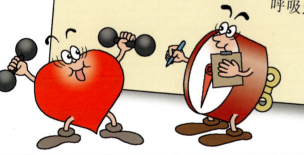

明白了，我这就去健身房办卡，每天健身3个小时，一定够了吧！

健身的时间过长或过短都不能达到预期的效果。健身时间和强度要综合考虑哦！

科学健身的方式和效果

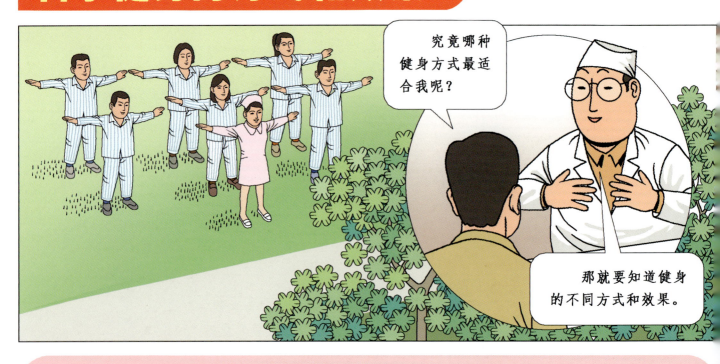

体育健身活动项目分类

- **有氧运动**：指人体在氧气供应充足条件下，全身主要肌肉群参与的节律性周期运动。
- **球类运动**：包括直接身体接触的球类运动和非直接身体接触的球类运动。
- **中国传统运动**：包括打太极拳（剑）、木兰拳（剑）、武术套路、五禽戏、八段锦、六字诀等。
- **力量练习**：指人体克服阻力，提高肌肉力量的运动方式。
- **牵拉练习**：包括静力性牵拉练习（压腿、压肩等）和动力性牵拉练习（踢腿、甩腰等）。

——《全民健身指南》

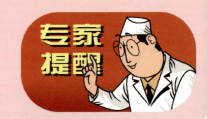

有氧运动（中等强度）

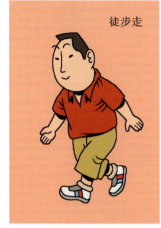
徒步走

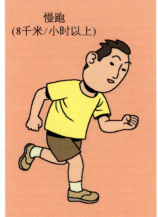
慢跑
(8千米/小时以上)

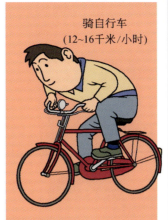
骑自行车
(12~16千米/小时)

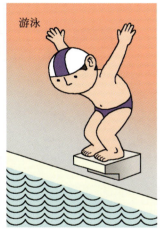
游泳

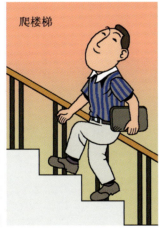
爬楼梯

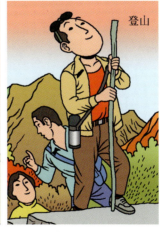
登山

······

健身效果

　　改善心血管功能，提高呼吸功能，控制与降低体重，增强抗疾病能力，改善血脂，调节血压，改善糖代谢。

有氧运动（大强度）

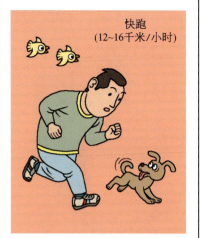
快跑
(12~16千米/小时)

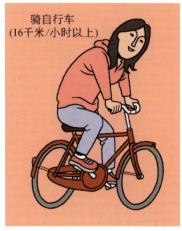
骑自行车
(16千米/小时以上)

······

健身效果

　　提高心肌收缩力量和心脏功能，进一步改善免疫功能。

球类运动

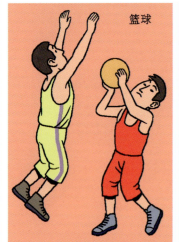
篮球

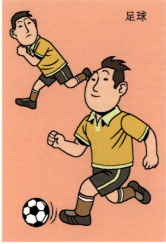
足球

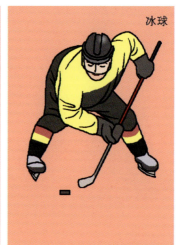
冰球

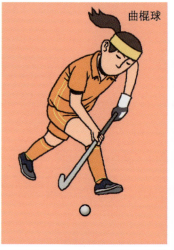
曲棍球

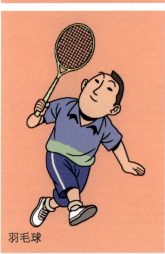
羽毛球

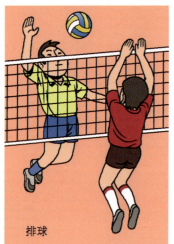
排球

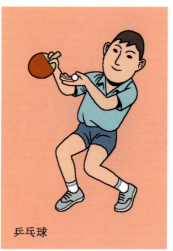
乒乓球

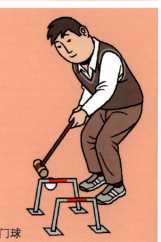
门球

健身效果

　　提高心肺功能,提高肌肉力量,提高反应能力,调节心理状态。

中国传统运动

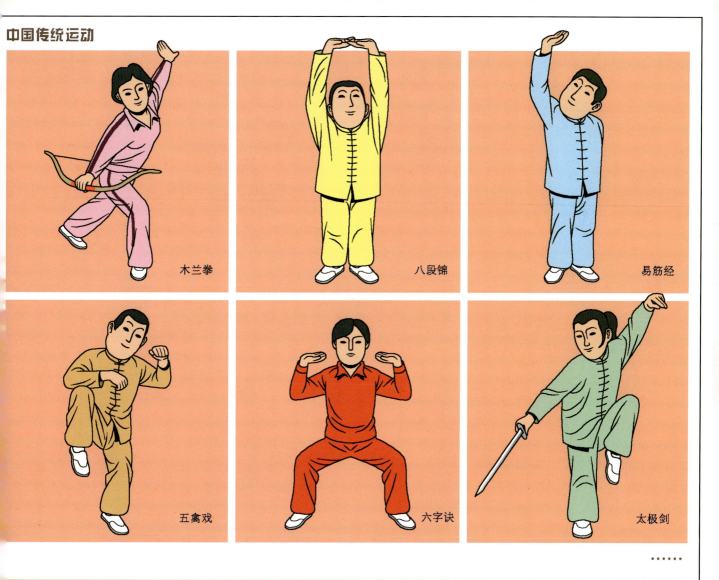

健身效果

　　提高心肺功能，增强免疫功能，提高呼吸功能，提高平衡能力，提高关节、韧带柔韧性，调节心理状态。

力量练习

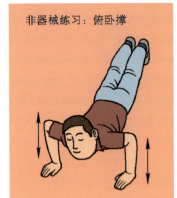
非器械练习：俯卧撑

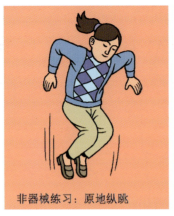
非器械练习：原地纵跳

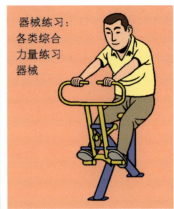
器械练习：各类综合力量练习器械

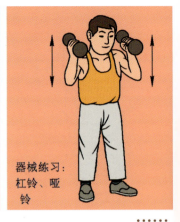
器械练习：杠铃、哑铃

健身效果
提高肌肉体积，提高肌肉力量和平衡反应能力，保持骨健康，预防骨质疏松。

牵拉练习

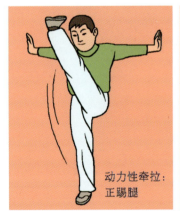
动力性牵拉：正踢腿

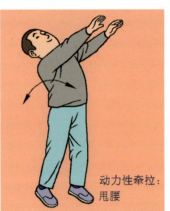
动力性牵拉：甩腰

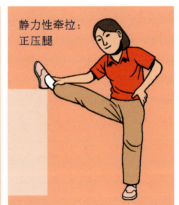
静力性牵拉：正压腿

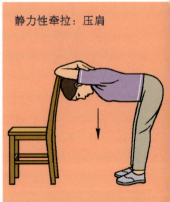
静力性牵拉：压肩

健身效果
提高关节活动幅度和平衡能力，预防运动损伤。

运动前的准备活动

运动中，肌肉和韧带会绷得很紧。最好在运动之前进行慢跑、做徒手操、轻器械练习等运动，当身体发热微微出汗后再进行强度比较大的运动，防止扭伤、拉伤。

把左手置于背后，放松，用右手抓住左手手肘，慢慢向斜下方拉伸。左右各15秒。

身体向前，背部挺直，手臂伸直，向后向上抬起。左右各做10秒。

双脚与肩同宽站立，手指并拢，背部挺直，身体前倾，手臂向上向前举起15秒。

双脚交叉站立，置于前面的腿稍弯曲，用手触摸地面，不要抬起后腿的脚后跟。坚持20秒。

双脚与肩同宽站立，双臂上举双手相扣，身体向两侧倾斜。左右各20秒。

右脚向前迈出，后腿充分伸直，腰部向下用力，拉伸腿部和脚跟。左右各15秒。

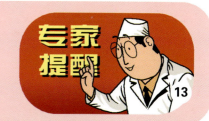

专家提醒：一次完整的运动应当包括准备活动、正式活动、整理活动，这三个环节不可或缺。

运动后的整理活动

整理活动是消除疲劳、促进体力恢复的一种良好方法。整理活动使肌肉放松，有利于改善局部血液循环，减轻肌肉酸痛和僵硬程度，消除局部疲劳，对预防运动损伤也有良好的作用。

手扶住墙壁，左脚向前迈出站立，脚后跟保持放在地上，将腰部往前伸。左右各15秒。

两脚稍宽于肩站立，弯曲上身，抓住脚踝将膝盖伸直。坚持15秒。

脚宽于肩分开站立，膝盖弯曲，双手分别置于膝盖上，脊背伸直，将腹部贴近大腿。左右各15秒。

双脚分开与肩同宽站立，将手掌合在一起（如圈图所示），双手向上拉伸，身体向两侧倾斜。左右各10秒。

右手握住左手手腕，拉至水平，后将头部右倾。左右各10秒。

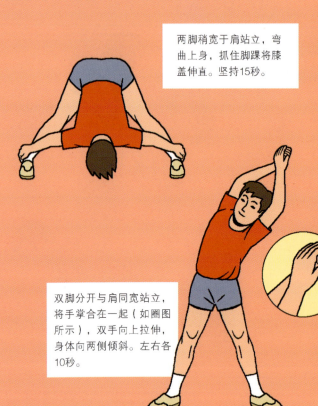
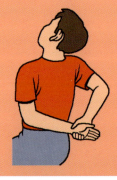

科学健身实用小项目

健步走

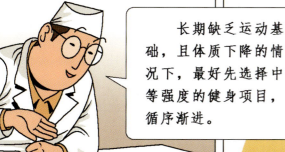

长期缺乏运动基础，且体质下降的情况下，最好先选择中等强度的健身项目，循序渐进。

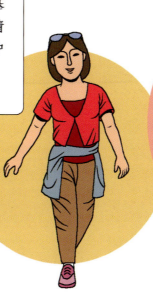

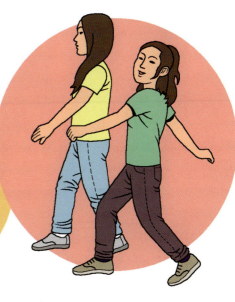

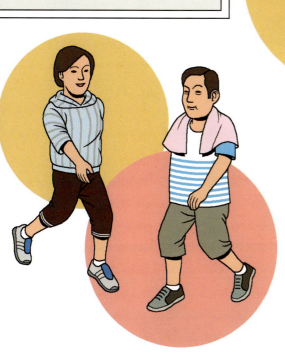

行走益处：
- 肌肉得到锻炼，血液循环增加，心脏负担减轻。
- 增加骨的刺激，骨量上升，预防骨质疏松病。
- 脚上肌肉传入脑细胞的刺激，预防老化。
- 背部肌肉强化，预防解消腰腿痛病。
- 血流加大，机体供氧多。
- 有氧运动，预防常见病。
- 解消精神压力。

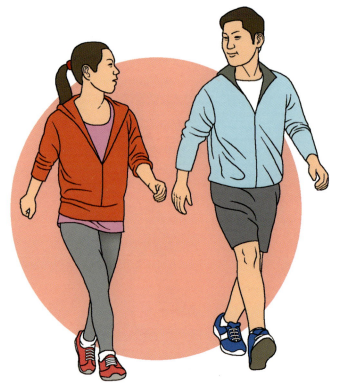

行走方法：

　　正常步行(50~79米/分)：100步/分。大约30步消耗1卡路里；呼吸：2步1吸、2步1呼。

　　快速步行(80~120米/分)：125步/分。大约23步消耗1卡路里(17.3米/卡路里)，呼吸：4步1吸、4步1呼。

　　配合均匀而且深的呼吸，摆动双臂，大步快速前进，会获取良好的健身效果。

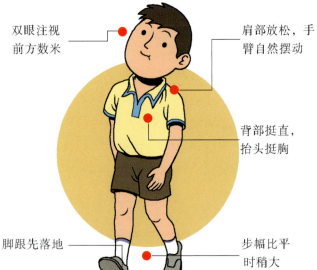

双眼注视前方数米

肩部放松，手臂自然摆动

背部挺直，抬头挺胸

脚跟先落地

步幅比平时稍大

行走姿势：

　　手握空拳，肩部放松，手臂自然摆动；脚跟着地与脚底前端大约呈40度角，步幅一般为身高减去100厘米；背部挺直，抬头挺胸，双眼注视前方数米；脚跟着地时膝关节伸直，后腿膝关节微屈。

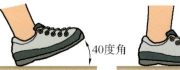
40度角

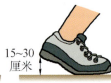
15~30厘米

科学健身18法　　缓解肩颈紧张的6个方法

1. 懒猫弓背

提高胸椎灵活性，改善肩背不适，防止驼背，预防和延缓肩部和腰部劳损。

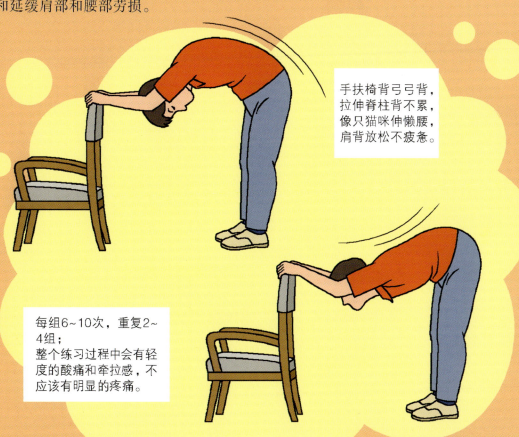

手扶椅背弓弓背，
拉伸脊柱背不累，
像只猫咪伸懒腰，
肩背放松不疲惫。

每组6~10次，重复2~4组；
整个练习过程中会有轻度的酸痛和牵拉感，不应该有明显的疼痛。

2. 四向点头

放松颈部肌肉，改善肩颈部不适，预防颈椎病。

四向把头点，
锻炼颈和肩，
动作很简单，
贵在每天练。

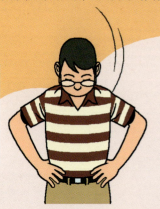
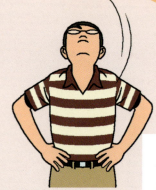
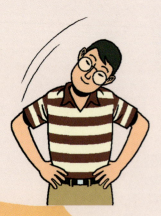
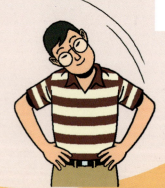

前、后、左、右4个方向点头，动作流畅缓慢，要有轻度酸痛和牵拉感。每组5次，重复3~5组。

3. 靠墙天使

提高肩部灵活性和肩胛稳定性，缓解肩颈部紧张。

背部紧靠墙壁，外展打开双臂，贴墙缓缓而上，徐徐回到原状。

背部紧贴墙面，双手侧平举，向上屈肘90度角，掌心朝前，将手臂完全贴住墙面。同时手臂沿墙壁向上伸展，然后沿原路慢慢回到起始位置，重复进行。每组完成6~10次，重复2~4组。

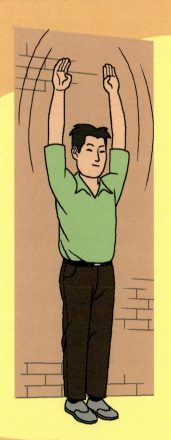
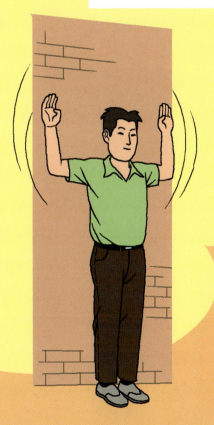

4. 蝴蝶展臂

提高肩胛稳定性，改善圆肩驼背姿态；提高肩关节力量，改善肩颈部紧张。

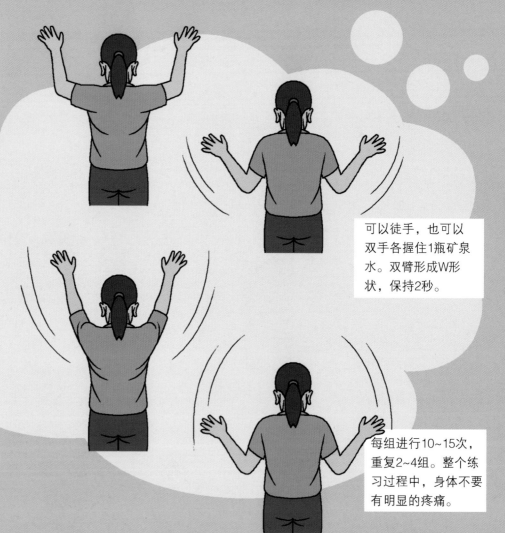

双肘平举要到位，向内收紧别怕累，像只蝴蝶展翅飞，改善含胸和驼背。

可以徒手，也可以双手各握住1瓶矿泉水。双臂形成W形状，保持2秒。

每组进行10~15次，重复2~4组。整个练习过程中，身体不要有明显的疼痛。

5. 招财猫咪

提高肩胛稳定性，增加肩袖肌群的力量，缓解肩颈部紧张，肩部塑型。

手臂一上一下，
交替重复多下，
勤练加强肩部，
肩肘功能不差。

保持大臂始终与地面平行，一侧手臂向上旋转，一侧手臂向下旋转，到最大位置处保持2秒，然后回到起始位置。每组进行10~15次，重复2~4组。

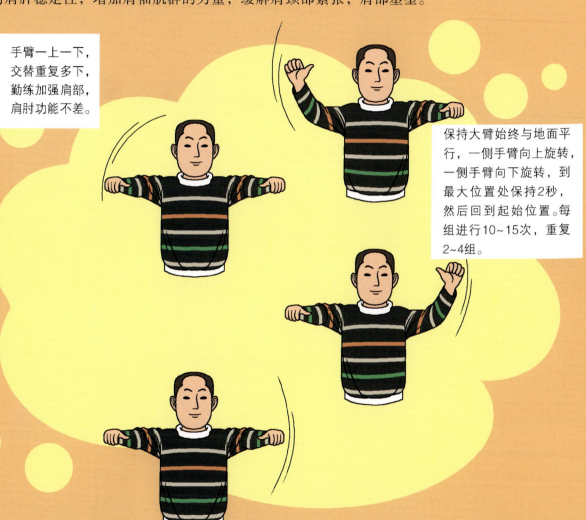

6. 壁虎爬行

提高核心稳定性,改善协调性,强化上肢力量,缓解肩颈部紧张。

身体稳定向前压,
双手扶墙往上爬,
上下重复需多次,
配合呼吸练肩胛。

每组进行6~10次,重复2~4组。

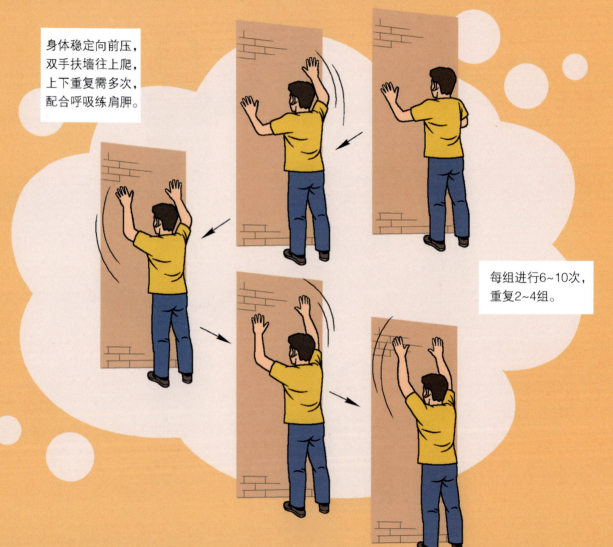

缓解腰部紧张的6个方法

7. "4"字拉伸

拉伸臀部肌肉，提高髋关节灵活性，缓解腰部紧张。

单腿4字向上翘，
保持姿势固定脚，
身体前压深呼吸，
经常练习腰胯好。

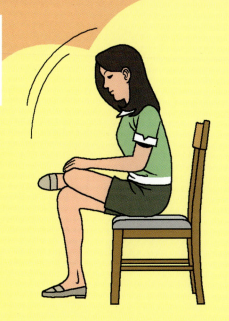

骨盆和脊柱保持在中立位。不要弓背，在臀部有明显牵拉感的位置保持20~30秒，完成3~5次。

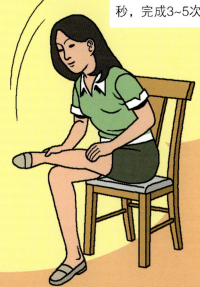

8. 侧向伸展

拉伸躯干侧面肌肉，改善肩颈部和腰部肌肉紧张。

双手上举两交叉，
身体侧弯向旁拉，
左右交替做伸展，
松解腰部顶呱呱。

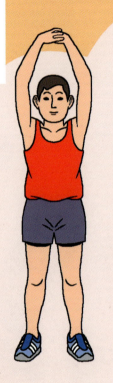
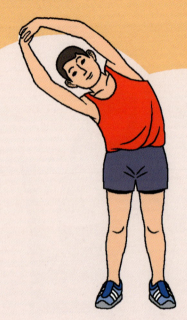

弯曲至最大幅度，保持2秒。每组进行6~10次，重复2~4组。

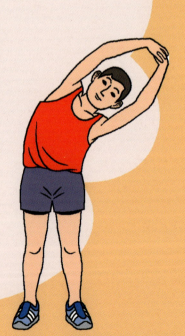

9. 站姿拉伸

改善下背部肌肉紧张,预防腰部和膝关节劳损。

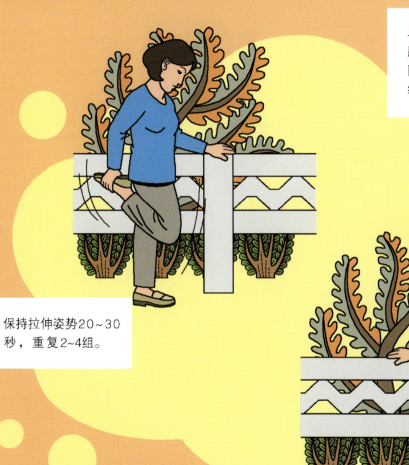

单腿站姿抓脚面,
腿在躯干靠后点,
降低难度扶栏杆,
缓解腰部紧和酸。

保持拉伸姿势20~30秒,重复2~4组。

10. 左右互搏

提高髋关节稳定性，强化内收肌力量，提高上肢力量。

坐在稳定椅子上，双手交叉顶内膝，大腿向里手抵抗，身体前倾不能忘。

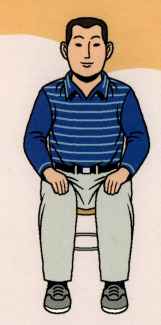

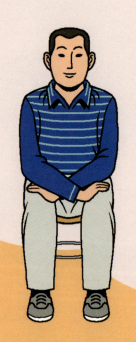

静态发力，每次保持用力3~5秒，然后放松2~3秒，完成6~10次，重复2~4组。注意躯干前倾，但不要弓背。

11. 靠椅顶髋

激活人体后侧链,改善圆肩驼背,强化身体后侧的力量。

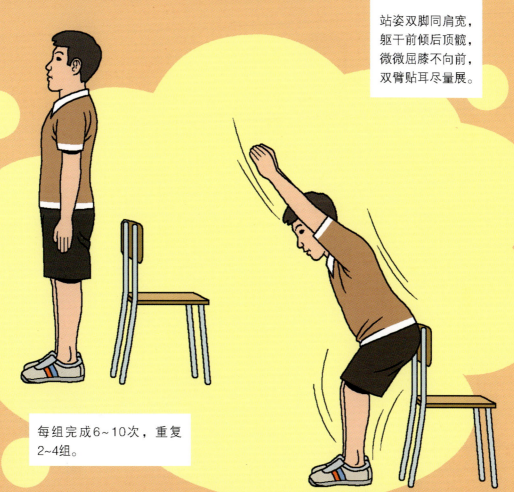

站姿双脚同肩宽,躯干前倾后顶髋,微微屈膝不向前,双臂贴耳尽量展。

每组完成6~10次,重复2~4组。

12. 坐姿收腿

提高核心力量,提高身体控制能力。

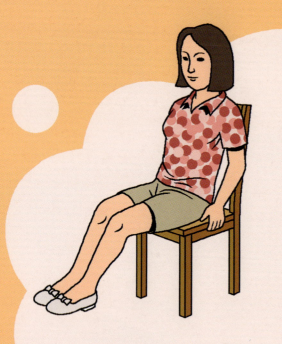

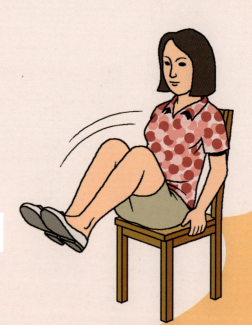

扶住椅面双脚抬,
保持平衡往上提,
慢慢下落需牢记,
反复锻炼增脚力。

每组完成6~10次,重复2~4组。

缓解下肢紧张的6个方法

13. 足底滚压

改善足底筋膜弹性,改善步态,缓解下肢紧张,缓解疲劳。

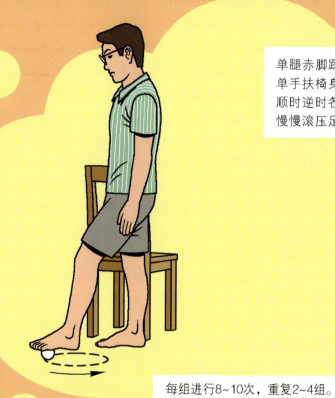

单腿赤脚踩球上,
单手扶椅身不晃,
顺时逆时各三圈,
慢慢滚压足底爽。

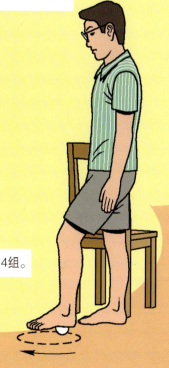

每组进行8~10次,重复2~4组。

14. 对墙顶膝

提高踝关节灵活性,改善步态,缓解下肢肌肉紧张。

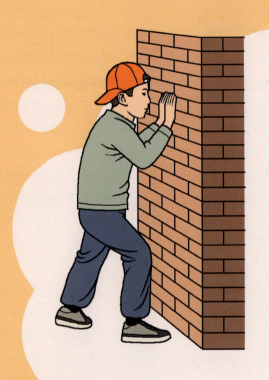

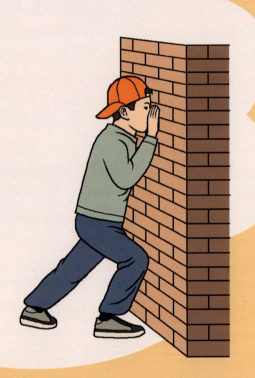

双手扶壁分腿立,
前脚距墙2分米,
脚跟不动缓顶膝,
保持拉伸多受益。

每组进行8~10次,重复2~4组。

15. 单腿拾物

提高身体平衡与稳定能力,防止跌倒,缓解下肢肌肉紧张。

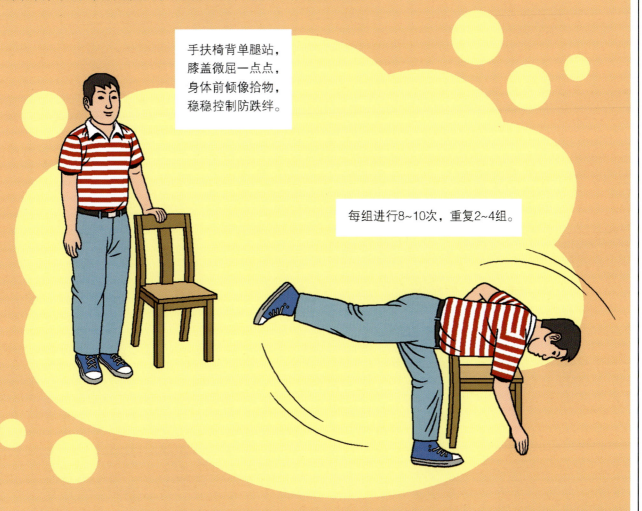

手扶椅背单腿站,
膝盖微屈一点点,
身体前倾像拾物,
稳稳控制防跌绊。

每组进行8~10次,重复2~4组。

16. 足踝绕环

提高踝关节灵活性和力量,缓解下肢肌肉紧张。

保持脊柱正当中,
稳定身体不晃动,
转动脚踝内外侧,
练习过程无疼痛。

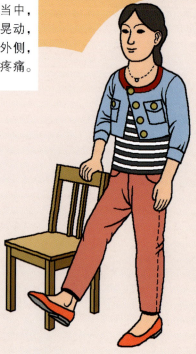

向外侧慢慢转动脚踝10次,然后向内侧转动脚踝10次,重复2~4组。

向外侧
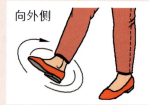

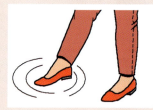

向内侧
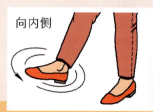

17. 单腿提踵

提高身体平衡与稳定能力，提高下肢肌肉力量，缓解下肢肌肉紧张。

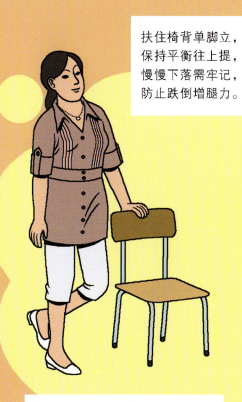

扶住椅背单脚立，
保持平衡往上提，
慢慢下落需牢记，
防止跌倒增腿力。

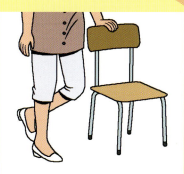

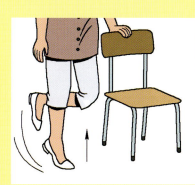

每组练习10~15次，重复2~4组。

18. 触椅下蹲

提高下肢力量和稳定性，提高核心稳定性。

双脚与肩同宽站，向后下蹲屈膝慢，双手向前水平宽，触椅站起重复练。

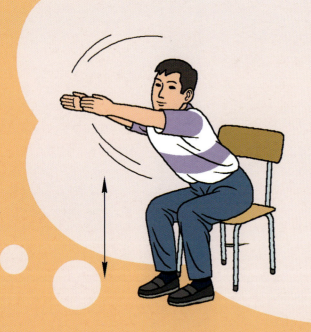

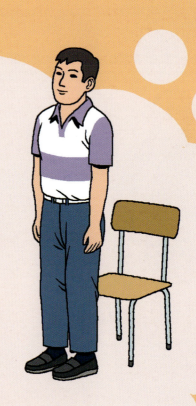

每组练习10~15次，重复2~4组。

儿童青少年健身方法

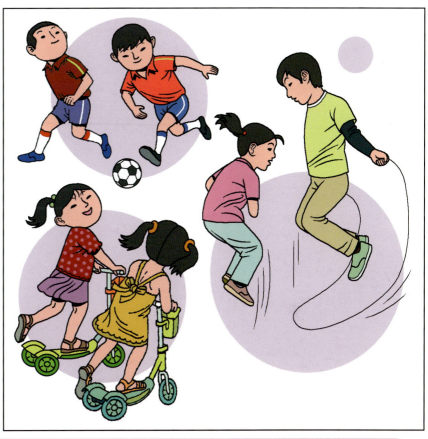

原来健身的好处这么多！我一定要动员家人一起动起来。我的女儿今年10岁，她能和我一起做一样的健身项目吗？

青少年身体处于生长发育阶段，他们的健身和成年人有所区别。

儿童青少年适宜的体育健身项目
- 有氧运动：步行、慢跑、滑冰、骑自行车、游泳、跳健身舞和做韵律操等。
- 无氧运动：短跑、投掷、跳高、跳远和拔河等。

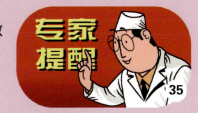

专家提醒

有氧运动

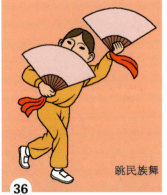

长跑　游泳　做健身操　轮滑　跳民族舞　骑车

无氧运动

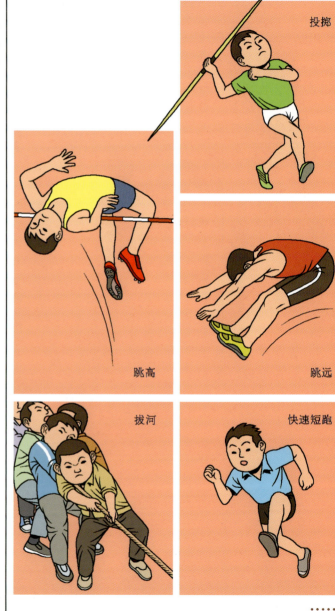

投掷　跳高　跳远　拔河　快速短跑

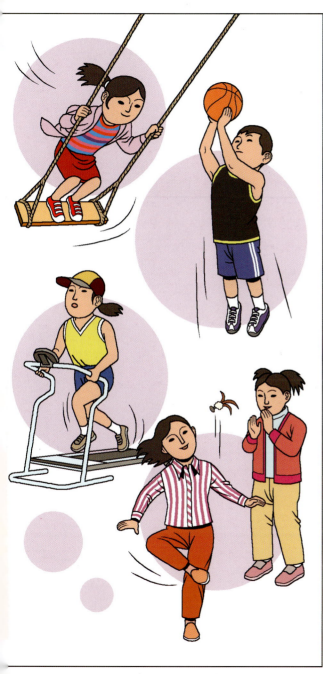

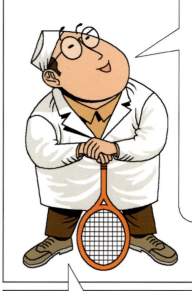

身体健康的6~17岁儿童青少年每天至少累计达到60分钟的中、高强度身体活动,包括每周至少3天的高强度身体活动和增强肌肉力量、骨骼健康的抗阻活动,更多的身体活动会带来更大的健康收益。

每天屏幕时间限制在2小时内,鼓励儿童青少年更多地动起来。

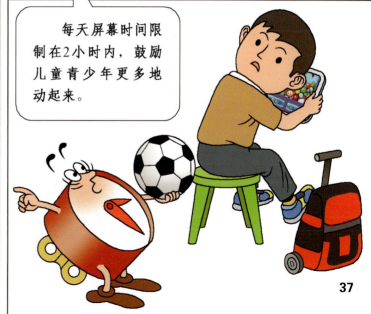

慢性病患者健身方法

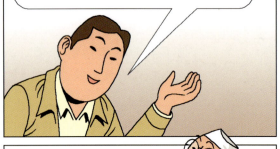

我70岁的母亲患有高血压，72岁的父亲患有糖尿病，他们该怎样科学健身？

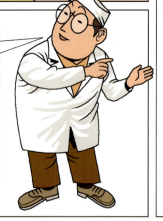

患病中的老年人健身前要向医生咨询，请医生根据病情开具健身处方。

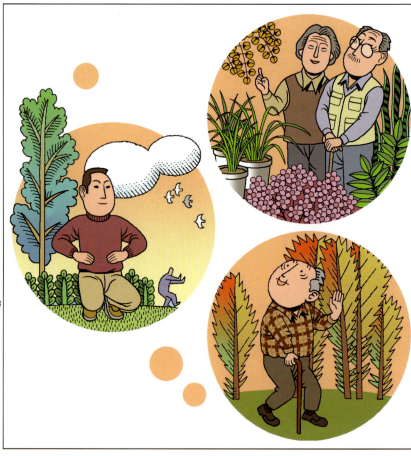

特殊人群（如婴幼儿、孕妇、慢病患者、残疾人等）应当在医生和运动专业人士的指导下进行运动。

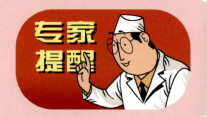

专家提醒

高血压与健身

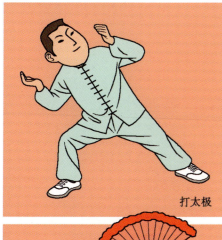
打太极

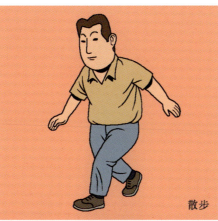
散步

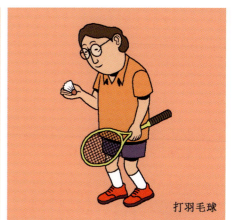
打羽毛球

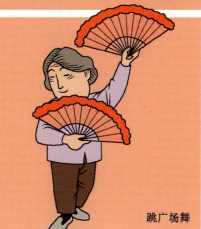
跳广场舞

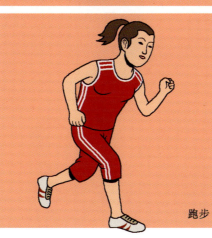
跑步

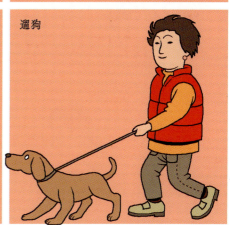
遛狗

健身目的：科学锻炼，形成良好的生活方式，控制血压。
适宜项目：散步、打太极拳、打羽毛球、跳广场舞等。
注意事项：健身前注意热身，健身时注意防寒、补水、强度适中、禁止屏气，健身后禁止冲凉。通过适当健身和血压监测，及时调整健身时间、强度和频率。

骨质疏松与健身

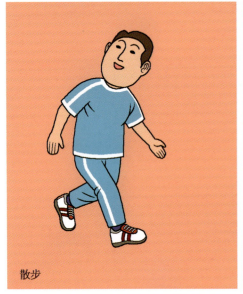
散步

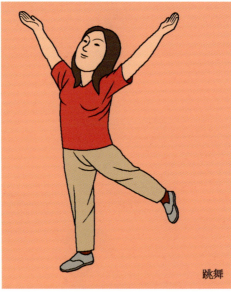
跳舞

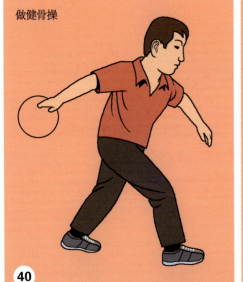
做健骨操

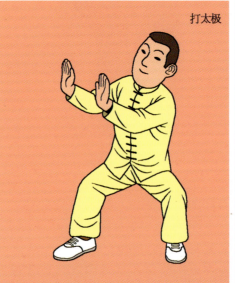
打太极

健身目的：增强肌力和机体平衡能力，减缓骨量丢失。

适宜项目：做健骨操、打太极拳、跳舞、扭秧歌、慢跑、散步等。

注意事项：根据身体条件灵活调节强度与频率。

糖尿病与健身

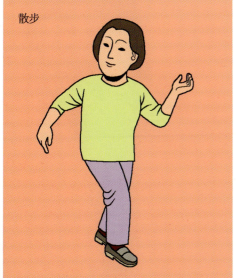

散步

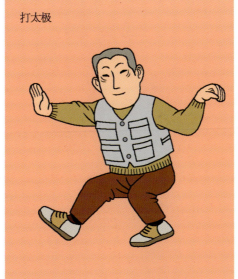

打太极

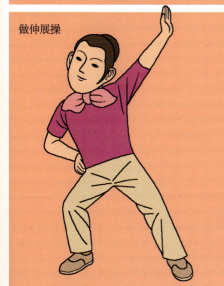

做伸展操

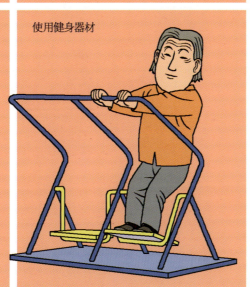

使用健身器材

健身目的：加强神经系统和内分泌系统的调节作用，改善脂肪代谢率，增强体内各系统的能力，强化胰岛素的调节作用，降低血糖。

适宜项目：步行、慢跑、骑自行车、做伸展操、练瑜伽等。

注意事项：应避免一次运动时间过长，容易造成血糖偏低，最佳的方式是以阶段性方式来实施。

防跌倒运动

不倒翁

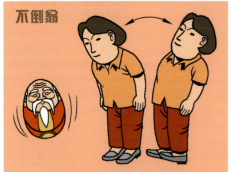

挺直站立，前后晃动身体，脚尖和脚跟循环着地。锻炼腿部肌肉，达到控制重心的目的。

倒走

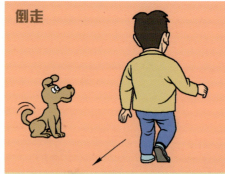

倒着走并尽量保持直线，可增强腰腿部力量，注意选择人少无车且平坦的直道练习。

侧身走

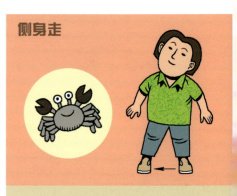

又叫"蟹步"，像螃蟹一样横着走，可锻炼侧方平衡力，增强平衡性。

金鸡独立

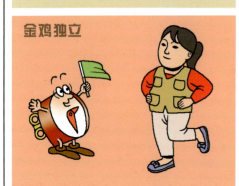

睁眼或闭眼，双手叉腰，一腿弯曲，一腿站立尽可能长的时间。也可以两腿轮流做单腿跳跃，以增强腿部力量。

坐立练习

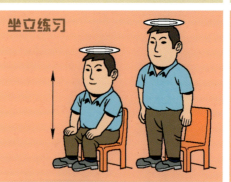

头顶放一个纸盘（也可用他物替代），站在椅子前反复缓慢起立坐下并保持纸盘不掉下以增强平衡性。注意选用固定的椅子，避免椅子滑动导致跌倒。

沿直线行走

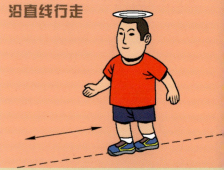

画一条直线，每次向前迈步时，一脚后跟要紧贴另一脚脚尖，保持直线向前走10~20步后再按同样方法返回，如此反复。也可以在头顶放一个纸盘，保持其不掉下来，以增强平衡性。

常见健身误区

盲目健身

对自己所适合的运动不了解,盲目跟风健身。如:练瑜伽成为时尚项目,但并不是所有的人都适合练习,瑜伽对人体的柔韧度要求比较高,如果柔韧度不行,极易造成拉伤。

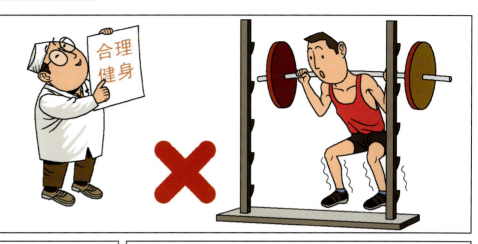

过度健身

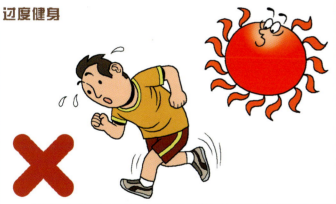

特别是在夏季,由于排汗量大,如果过度健身,不仅体内的水分流失快,钾等重要元素也会迅速流失,导致昏迷甚至死亡。另外,不要在非常劳累的情况下仍按照平时的强度进行锻炼,以免健身不成反而危害健康。

集中健身

不少人利用双休日进行集中式健身以弥补锻炼不足,而集中健身会伤害身体,还会打破已经形成的生理和机体平衡。科学有效的做法是每周健身3~5次。

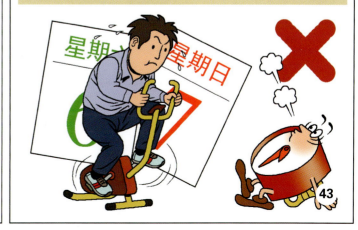

暴饮暴食

暴饮暴食会导致体重增加。

虽然健身是预防暴饮暴食后心理负担和身体负担最有效最健康的方式,但健康的生活方式应是管住嘴,迈开腿。

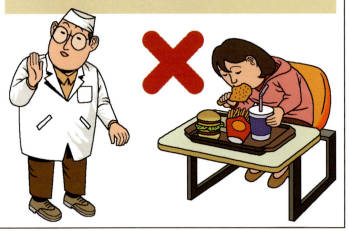

力量练习越重越好

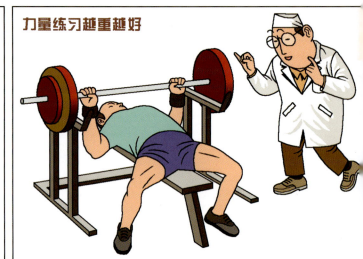

大力量负荷是希望获得漂亮的肌肉和力量,过重的力量只会导致肌肉拉伤;想发展肌肉耐力和弹性可采取练习次数多些,重量轻些。

力量练习只适合男性

有的女性认为减肥的唯一途径便是控制饮食。然而,让身体形成漂亮的肌肉,不仅可以提高新陈代谢,更有利于减肥、美体,结实的肌肉也有助于预防骨质疏松症,维持身体健康。

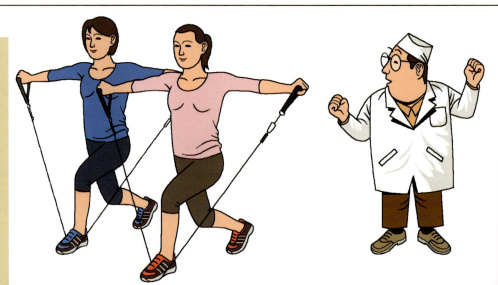

防止运动损伤

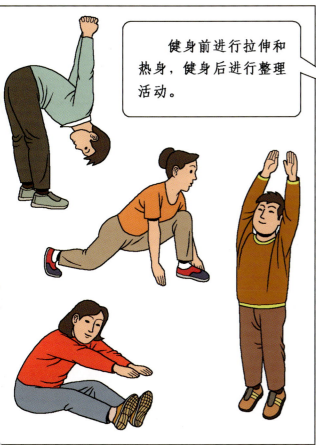

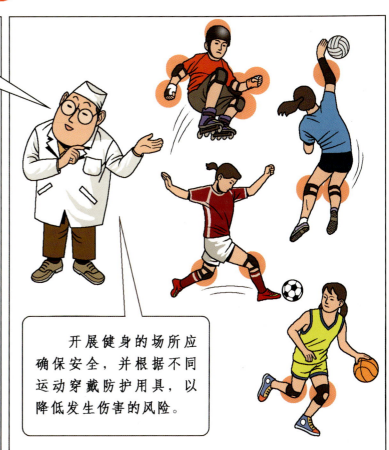

健身前进行拉伸和热身,健身后进行整理活动。

开展健身的场所应确保安全,并根据不同运动穿戴防护用具,以降低发生伤害的风险。

运动前应了解患病史及家族史,筛查生理指标,进行体质测定,全面评估身体状况,减少运动风险。

采取适当防护措施在一定程度上可以预防或降低发生伤害的风险。

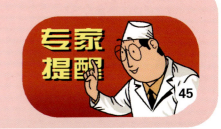

专家提醒

运动损伤的处理原则—RICE

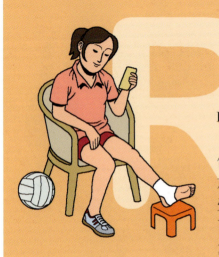

Rest（休息）

停止受伤部位的运动，避免加重受伤程度，受伤后好好休息可以促进较快的复原。

Ice（冰敷）

受伤后48小时内使用冰敷袋置于受伤部位，每隔2~3小时冰敷20~30分钟。无冰时，先用冷水冲洗。注意时间不宜太长，以防冻伤，尤其是关节。

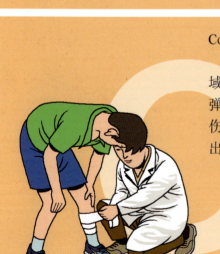

Compression(压迫)

压迫使伤害区域的肿胀减少。以弹性绷带包扎于受伤部位，减少内部出血。

Elevation（抬高）

抬高伤部加上冰敷与压迫，能减少血液循环至伤部，避免肿胀。伤处应高于心脏部位，且尽可能在伤后24小时内都抬高伤部。当怀疑有骨折时，先用夹板固定再抬高。

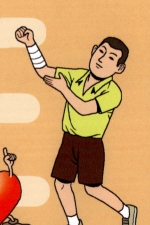

运动性突发事件的急救

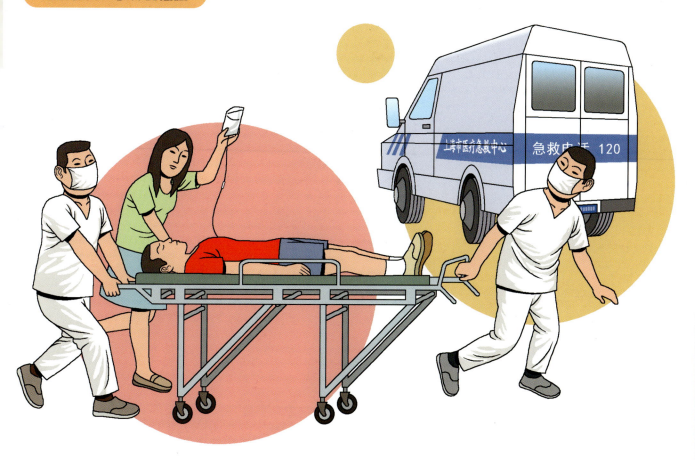

在现场急救时,要注意预防休克。若发生休克,必须优先抢救。

若受伤出血,应立即止血,以免出血过多损害健康甚至危及生命。

对怀疑骨折的伤员进行现场急救时,在搬移前应当先固定骨折部位,以免刺伤血管、神经,但不要在现场进行复位。

如果伤势严重,应在现场急救的同时,拨打120急救电话,分秒必争,力求迅速、准确、有效,做到快救、快送医院处理。

张先生明白了科学健身的道理后,带动家人积极参加锻炼,全家人的身体素质和精神面貌都得到了明显改善。

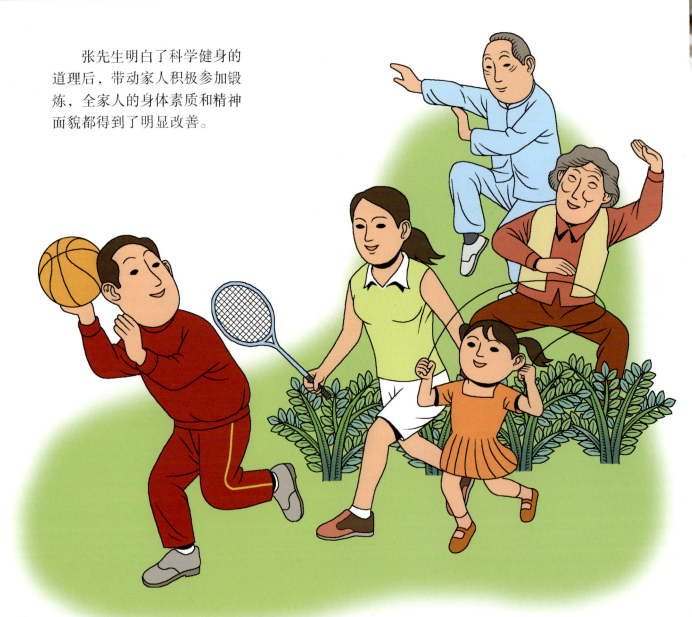

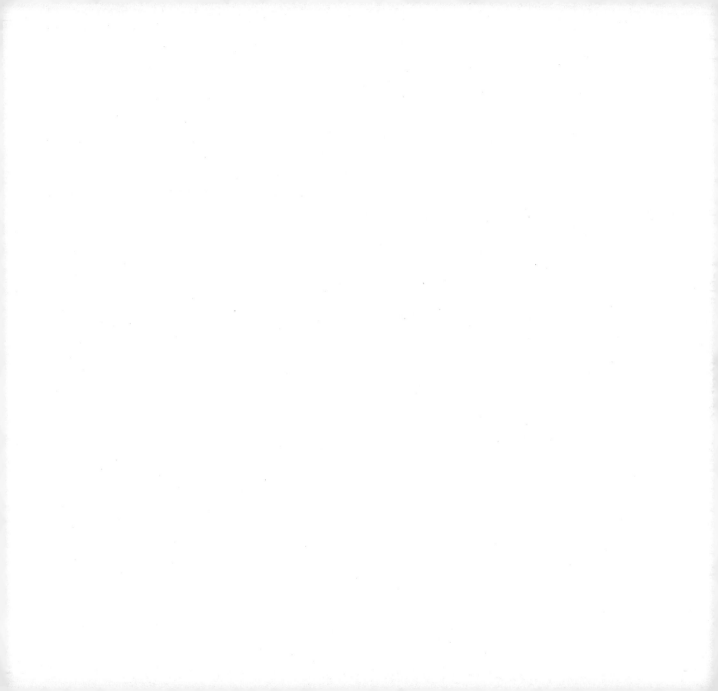

图书在版编目(CIP)数据

科学健身绘画本/丁园主编. —上海：复旦大学出版社，2021.4
（慢性病防治绘画本系列）
ISBN 978-7-309-15541-9

Ⅰ.①科⋯　Ⅱ.①丁⋯　Ⅲ.①健身运动-通俗读物　Ⅳ.①G883-49

中国版本图书馆 CIP 数据核字(2021)第 045931 号

科学健身绘画本
丁　园　主编
责任编辑/王　瀛

复旦大学出版社有限公司出版发行
上海市国权路 579 号　邮编：200433
网址：fupnet@fudanpress.com　　http://www.fudanpress.com
门市零售：86-21-65102580　　团体订购：86-21-65104505
出版部电话：86-21-65642845
上海丽佳制版印刷有限公司

开本 787×960　1/16　印张 3.5　字数 53 千
2021 年 4 月第 1 版第 1 次印刷

ISBN 978-7-309-15541-9/G·2220
定价：45.00 元

如有印装质量问题，请向复旦大学出版社有限公司出版部调换。
版权所有　　侵权必究